DES

ÉRUPTIONS RÉNALES

PAR

JULES DUVAL

DOCTEUR EN MÉDECINE
MÉDECIN STAGIAIRE AU-VAL-DE-GRACE

VERSAILLES

CERF ET FILS, IMPRIMEURS-ÉDITEURS

59, RUE DUPLESSIS, 59

1880

DES ÉRUPTIONS RÉNALES

DES

ÉRUPTIONS RÉNALES

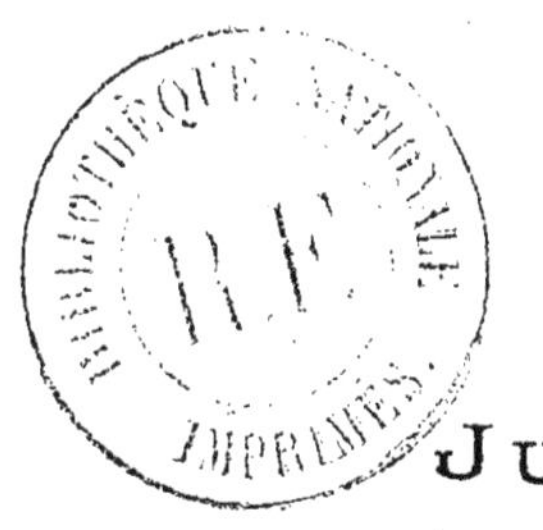

PAR

JULES DUVAL

DOCTEUR EN MÉDECINE
MÉDECIN STAGIAIRE AU VAL-DE-GRACE

———

VERSAILLES

CERF ET FILS, IMPRIMEURS-ÉDITEURS

59, RUE DUPLESSIS, 59

1880

DES

ÉRUPTIONS RÉNALES

AVANT-PROPOS

Ayant vu à Cochin, dans le service de M. Quinquaud, des brightiques atteints de lésions cutanées qui nous ont manifestement semblé se rattacher à la maladie rénale, nous avons entrepris de les décrire. Privé de toute indication bibliographique, et livré, par conséquent, à nos seules ressources, nous osons publier le résultat de nos observations, sachant que la Faculté, dans l'appréciation d'une thèse, fait, et avec raison, entrer pour une large part le travail qu'elle a demandé à son auteur, et c'est la seule chose qui milite en notre faveur. Que M. Quinquaud nous permette de le remercier, et de la bienveillance avec laquelle il nous a accueilli à l'hôpital, et des conseils éclairés qu'il nous a toujours donnés.

CHAPITRE I

Description des éruptions.

« L'influence réciproque de la peau sur les reins a depuis longtemps préoccupé les physiologistes et les pathologistes ; néanmoins les faits acquis à la science sont encore peu nombreux. Je suis loin aujourd'hui de pouvoir résoudre ce grand problème ; je veux cependant aborder un petit coin de la question.

» Depuis une huitaine d'années j'ai acquis une conviction profonde, c'est qu'un certain nombre d'affections de la peau étaient dominées par des troubles du côté du rein : pour le moment je ne veux que les signaler, me réservant d'apporter de nombreuses observations à l'appui.

» Dans le cours des néphrites, même au moment de l'intoxication urémique, on voit survenir du lichen aigu, des éruptions papulo-vésiculeuses, des eczéma, des taches érythémateuses, sur l'abdomen et sur les membres ; comme exemple, j'en puis citer un homme de mon service à l'hôpital Cochin. Tantôt les taches sont légèrement desquamatives, ressemblant à du pityriasis ou à du psoriasis pityriasiforme ; tantôt les taches sont si nombreuses qu'elles arrivent à simuler une roséole. On voit également survenir des furoncles et des anthrax dont l'origine rénale ne semble guère douteuse. (Je ne parle pas ici de ces éruptions dont le diabète est la cause). Signalons en passant comme coïncidant avec les éruptions rénales, les eczéma vulvaires, plus rarement du prépuce, eczéma dont la pathogénie semble un peu différer des éruptions précédentes.

» La physiologie expérimentale est d'accord avec la clinique. J'ai déjà fait à plusieurs reprises des injections veineuses de substances extractives de l'urine et j'ai pu produire des éruptions diverses sur des cochons d'Inde. On serait donc admis à penser, sauf vérification, que ces éruptions tiennent à l'adultération du sang par divers produits de désassimilation, substances qui, dans les capillaires cutanés, irriteraient assez les éléments dermiques pour y déterminer diverses efflorescences. Je ne suis pas éloigné de penser d'après mes analyses du sang et d'urine que certains exanthèmes fébriles ou d'autres maladies dans lesquelles les fonctions rénales sont troublées, ont cette même pathogénie, par exemple les herpès critiques, les éruptions pemphygoïdes, les lésions cutanées des adolescents, les efflorescences de la diphthérie. » (Extrait de la *Tribune médicale*, juin 1880).

Ainsi s'exprime M. le docteur Quinquaud et maintes fois à sa visite, soit à l'hôpital Saint-Antoine, soit plus récemment encore à l'hôpital Cochin, nous avons pu vérifier la véracité de ses assertions, et suivre sous ses yeux l'évolution variée des éruptions rénales.

Si l'on compare les reins et les glandes sudoripares au point de vue tant anatomique que physiologique, on est frappé des rapports nombreux qui existent entre ces organes. L'un et l'autre est constitué en dernière analyse par un tube contourné, au milieu duquel viennent se ramifier les anses vasculaires ; un canal excréteur fait suite au peloton et porte à l'extérieur les produits de désassimilation.

Mais dans un cas ces tubes réunis forment un organe, dans le
deuxième, ils sont répartis sur toute la surface cutanée. Dé-
purer le sang et chasser de l'organisme les principes nuisibles, telle est la fonction qui leur est dévolue. L'étude expérimentale confirme cette corrélation et montre en même temps
que ces appareils ne peuvent fonctionner isolément et que
les lésions de l'un d'eux retentissent fatalement sur l'autre.
L'expérience célèbre de l'albuminurie produite par le ver-
nissage des animaux, la suppression des sueurs dans le mal
de Bright, le rétablissement de la fonction cutanée quand
survient la guérison sont autant de faits prouvant d'une
manière éclatante cette liaison étroite. Mais la clinique
vient à son tour fournir de nouvelles preuves. Depuis quelques années des observateurs éminents ont bien saisi que
certaines affections rénales devaient être rapportées à des
lésions cutanées. Mais les faits tout probants qu'ils soient
ne permettent cependant pas de trancher complètement la
question. Ce que l'on sait, c'est que dans l'herpétisme les
lésions rénales ne s'observent guère que dans la dernière
période évolutive du mal. Bozin signale comme terminaison
de la maladie les hydropisies généralisées et l'albuminurie.
On comprend du reste que, si les dermatoses herpétiques
sont généralisées, si elles ont compromis les fonctions cutanées d'une manière complète, l'albuminurie puisse s'établir. Malgaigne rapporte l'observation d'un malade qui fut
atteint de suppression d'urine, puis d'hydropisie générale
à la suite de la guérison rapide d'une gale. Lorry a
vu chez la femme l'eczéma se propager de la vulve à la
vessie et déterminer ensuite des douleurs rénales. Des
faits analogues sont signalés par M. Courty, et M. Gigot-
Suard dit avoir rencontré des cas où l'albuminurie a été
consécutive à la disparition des dartres.

L'influence du rein sur le tégument externe n'est pas moins marquée et se manifeste par les éruptions rénales.

Dans le cours fait à la Faculté (juin 1880) sur les affections du rein, M. le professeur Peter a signalé comme symptôme des néphrites de vives démangeaisons qui siègent sur toute la surface cutanée, et apparaissent dans la période d'état du mal de Bright. Les rapprochant de celle que l'on observe dans l'ictère, le savant professeur leur attribue une pathogénie semblable. Si dans le premier cas le pigment biliaire versé dans le sang vient influencer les extrémités nerveuses du derme, dans le deuxième, les matériaux de désassimilation retenus dans l'organisme impressionnent les mêmes éléments et produisent des effets analogues.

Mais outre ces phénomènes, qui, si on peut le dire, ont un caractère purement subjectif, les maladies du rein produisent, croyons-nous, d'autres symptômes cutanés parfaitement visibles par le clinicien et ce sont ces derniers que nous allons essayer de décrire.

Ce qui frappe le plus quand on étudie les manifestations cutanées survenant dans diverses maladies générales, c'est la forme variée sous laquelle se montrent ces déterminations. A chaque maladie ne correspond pas une lésion cutanée constante pour le même malade; mais on observe tantôt successivement, tantôt en même temps des genres variés. Le rhumatisme, pour n'en citer qu'un exemple, offre, à l'état aigu, de l'urticaire, de l'érythème papuleux et de l'érythème noueux; à l'état chronique ce sont tantôt des papules, lichen et prurigo, tantôt des vésicules, eczéma, tantôt des squames, psoriasis nummulaire. Les éruptions rénales suivent la règle générale et offrent la même variété; les observations citées plus loin attestent que l'on peut rencontrer les manifestations les plus diverses. A peu près tous les genres d'affections cutanées trouvent en effet des représentants. M. Quinquaud signale des érythèmes, des papules, des vésicules, des pustules et des squames. Moins heureux que ce clinicien il nous a été donné d'observer ni psoriasis, ni pityriasis. Cependant, vu l'autorité de ce maître, nous ne doutons nullement de l'existence de cette manifestation que nous allons décrire comme les autres.

En examinant les types qui se sont offerts à nous, notre intention n'est pas de faire une description rigoureuse et détaillée de chaque forme de la manifestation, mais d'indiquer les caractères élémentaires de chacun d'eux, qui permettent de les ranger dans telle classe et de les distinguer de ceux du même groupe.

ERYTHÈME. — Le genre érythème n'est présenté que par l'érythème simple. Celui-ci consiste en des taches rouges, superficielles, de forme et d'étendue variables, qui disparaissent à la pression pour se reproduire ensuite. Dans le cas actuel, ces taches se sont montrées sur le tronc principalement à la partie antérieure du thorax et de l'abdomen et à la face supérieure des cuisses. Il s'agit alors d'une congestion superficielle de la peau, à marche ordinairement aiguë et qui se termine en quelques jours. Le caractère chronique et l'existence de vaisseaux dilatés en distinguent la couperose, qui souvent se trouve mélangée avec des boutons d'acné. Quant à la roséole elle consiste en une éruption de taches rosées ou rouges disséminées sur tout le corps, et dont la confluence peut être telle qu'elles forment de vastes plaques.

PAPULES. — En fait de manifestation papuleuse, il s'est offert du lichen, du prurigo et de l'urticaire. Le lichen est caractérisé par des élevures petites, acuminées, pointues et réunies en groupe. L'affection peut avoir une marche aiguë ou chronique. Dans le premier cas, la peau sur laquelle repose l'éruption papuleuse est rouge et érythémateuse ; dans le second, suivant le plus ou moins d'ancienneté de la maladie, on peut rencontrer divers aspects. Dans les premiers temps, les papules ont la couleur normale de la peau et cette membrane est sèche et rugueuse ; parfois, les papules et la peau ont une coloration grisâtre plus foncée. Plus tard, surtout si l'éruption occupe des régions où la peau est le siège de mouvements fréquents, on voit se produire, outre un épaississement marqué du derme, des crevasses, des rhagades qui l'intéressent profondément. Souvent, sous l'influence du grattage occasionné par les vives démangeaisons, il se forme au sommet des papules de petites vésicules remplies d'un liquide clair. Plus tard, ces vésicules se rompent et le liquide, se concrétant, donne naissance à des croûtes en partie libres, en partie adhérentes qui, par leur disposition, offrent l'aspect des lichens recouvrant les vieux arbres. Cet état de l'éruption qui se rapproche alors de l'eczéma, a fait donner à cette forme de lichen le nom de lichen eczémateux. Le lichen siège ordinairement sur la face antérieure du tronc, sur les seins, dans l'aisselle. Lorsqu'il se développe sur les membres, c'est leur partie interne qu'il choisit ; le pli du coude, le creux poplité sont les lieux de prédilection de la maladie. Après avoir occupé ces régions, il peut envahir les parties voisines et même s'étendre à tout le corps.

Le prurigo s'en distingue par des papules discrètes volumineuses, à large base d'implantation. Elles reposent sur une peau saine et le plus souvent leur sommet est recouvert d'une petite croûte noirâtre qui n'est autre chose qu'un caillot sanguin desséché. L'urticaire se présente sous l'aspect de larges plaques blanches au centre, tandis que leur périphérie est colorée en rouge plus ou moins vif. Les plaques d'étendue et de nombre variable font sur la peau une légère saillie. Elles ont pour caractère une grande mobilité.

VÉSICULES. — Les vésicules ont eu pour représentant l'eczéma. Il débute par une congestion de la peau ou des muqueuses, accompagnée de sensation de brûlure et de fortes démangeaisons : puis la région devient rugueuse et se couvre de vésicules très petites et confluentes, remplies d'un liquide transparent. Ces vésicules évoluent de deux manières. Tantôt, mais assez rarement, le liquide se résorbe et elles s'affaissent en laissant à leur place l'épiderme ridé qui se desquamera ultérieurement : la maladie est alors terminée. Tantôt elles crèvent, laissent échapper leur contenu de consistance visqueuse : celui-ci s'étale sur la peau et recouvre de petites ulcérations sous-jacentes. Au contact de l'air, ce liquide se concrète et, en se mélangeant aux éléments épidermiques, forme des croûtes d'un blanc jaunâtre. Les croûtes se détachent et se reproduisent ensuite et en quelque sorte indéfiniment si la sécrétion continue à se faire : mais si la sécrétion s'arrête, elles restent en place jusqu'à la cicatrisation des petites ulcérations précédemment indiquées. La maladie affecte deux formes, aiguë et chronique.

Dans l'état aigu, la lésion s'accompagne de fièvre souvent intense, il apparaît des plaques érythémateuses irrégulièrement distribuées sur lesquelles naissent les vésicules caractéristiques. Le liquide se concrète très vite, mais souvent il se fait un certain nombre d'éruptions successives. Cette forme se termine en quinze ou vingt jours. Quelquefois elle passe à l'état chronique. Ce qui caractérise cette forme, c'est sa ténacité extrême. Une fois les croûtes formées, elles persistent dans le même état ; ou bien au milieu des surfaces déjà malades, il se fait des poussées vésiculaires successives avec sécrétion plus ou moins abondante.

Les démangeaisons qu'éprouvent les malades toujours très vives sont souvent atroces et les privent complètement de sommeil. Cette dermatose peut occuper toute la surface du corps ; mais elle apparaît ordinairement dans les points où la peau a une grande finesse. La configuration et l'étendue des lésions cutanées ont fait admettre différentes formes d'eczéma. C'est ainsi qu'on a décrit l'eczéma circonscrit, symétrique, généralisé, nummulaire, sparsum, orbiculaire, serpigineux.

L'herpès s'en distingue par une éruption de vésicules non acuminées, isolées rarement, le plus souvent groupées. Reposant sur une surface hyperhémiée ; leur durée n'est guère que de quatre à cinq jours : une petite croûte, ou une ulcération leur succède. Presque toujours, les petites ulcérations s'accompagnent d'une cuisson douloureuse qui ne rappelle en rien les douleurs de l'eczéma.

Pustules. — L'ecthyma est le seul représentant que l'on observe dans ce groupe. Il débute par des taches d'un rouge vif, dont la durée peut être de quelques heures à un ou deux jours. Sur cette tache naît une pustule dont les dimensions varient entre celles d'une lentille et celles d'une pièce de 50 centimes. Elle est entourée d'une auréole très rouge et le liquide qu'elle renferme est du pus. Ordinairement, la pustule ne s'ouvre pas ; mais le pus se concrète et

forme une croûte aplatie, solidement adhérente au derme
et restant en place pendant cinq, dix ou quinze jours. Quand
la croûte tombe, on trouve sous elle le derme cicatrisé
ou bien il reste une petite ulcération donnant du pus sa-
nieux et mettant un temps très long à se guérir. L'ecthyma
siège ordinairement aux membres inférieurs : le plus ordinairement il est symétrique.

Squames. — M. le docteur Quinquaud a eu plusieurs fois
l'occasion d'observer, soit isolément, soit simultanément avec
d'autres éruptions rénales, des dermatoses caractérisées par
des squames au point de vue de leurs lésions élémentaires.
Tantôt c'était du pityriasis, tantôt du psoriasis, soit simple,
soit pityriasiforme.

Le pityriasis consiste en une inflammation légère des
couches superficielles du derme, s'accompagnant d'une production incessante de cellules épidermiques qui se détachent
sous forme de petites squames, et tombent constamment.
De là lui vient son nom (πιτυρον, son). Il se présente
sous deux formes : tantôt il consiste en des plaques de coloration grisâtre de forme irrégulière sans aucune saillie à
la surface de la peau ou dont les bords sont peu relevés.
D'abord isolées et de petite dimension, larges comme une
pièce de 50 centimes, les plaques restent isolées ou séparées
par des intervalles de peau saine : mais plus tard elles s'é-
tendent et peuvent envahir de larges surfaces. C'est le
pityriasis alba : le plus souvent il ne détermine aucune
douleur et les démangeaisons qu'il donne sont peu vives.
Tantôt le pityriasis est caractérisé par des taches d'un
rouge plus ou moins foncé, irrégulières de forme et recouvertes de squames grises et blanchâtres très adhérentes
au tissu sous-jacent. C'est le pityriasis rubra. La marche

de la maladie peut être aiguë et s'accompagner de phénomènes fébriles légers : le plus ordinairement elle est chronique et le mal dure ainsi pendant plusieurs mois, en présentant de temps à autre des exacerbations.

Le psoriasis est caractérisé par des squames sèches,
épaisses, stratifiées, imbriquées, très adhérentes entre elles
et au tissu sous-jacent et dont la couleur varie d'un blanc
terne au blanc nacré. Ces plaques reposent sur une saillie
indurée du derme dont la couleur rouge foncé et tirant sur
le brun rappelle la couleur de la chair musculaire. Souvent
limitée à la région recouverte de squames, cette coloration
ne peut être vue qu'après la chute des écailles squameuses ;
parfois cependant elle dépasse la lésion et lui forme une
auréole d'un rouge foncé. Le psoriasis débute par une tache
rosée qui se transforme rapidement en une papule s'agran-
dissant plus ou moins et se couvrant ensuite de ces squames caractéristiques. Ses formes sont extrêmement variées. Réduit à un simple point (psoriasis punctata), il peut
prendre les dimensions d'une goutte de bougie (pso-gutatta,
ou celles d'une pièce de monnaie, sa circonférence est
alors très régulière (psoriasis nummularia). Tantôt au contraire il s'étend à tout le corps ; on a décrit les variétés
de psoriasis inveterata, circinata, gyrata, etc. Le siège de
l'affection qui est des plus variables en modifie souvent la
forme. Dans les points où la peau est fine, il fait naître des
fissures, des rhagades du derme. La marche de cette dermatose est ordinairement chronique, sa durée parfois illi-
mitée. Le plus souvent c'est une affection bénigne, surtout
lorsqu'elle est limitée, et que, par son siège, elle ne gêne
aucune fonction ; mais parfois elle peut devenir fort grave.
Etendu à de larges surfaces, le psoriasis gêne les fonctions de la peau et peut amener la mort par une véritable

asphyxie cutanée. De plus, en raison des pertes énormes qu'entraîne pour l'organisme la production rapide et incessante de l'épiderme, les malades atteints finissent par tomber dans un état réel de cachexie.

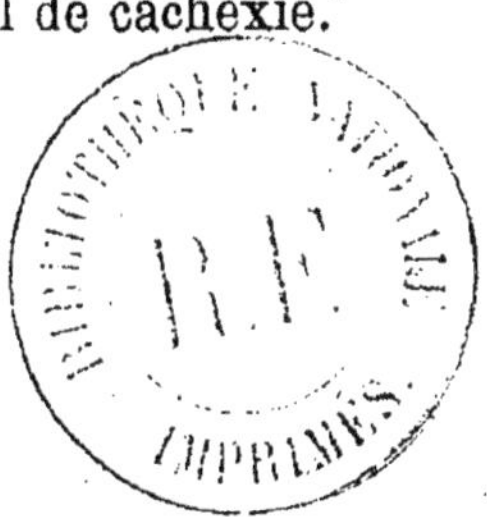

CHAPITRE II

Etiologie. — Évolution. — Pathogénie. — Diagnostic. — Pronostic et Traitement.

Les néphrites, on le sait, se montrent sous deux formes : ou bien les éléments excréteurs sont atteints d'emblée, et on a la forme dite parenchymateuse ; ou bien le tissu que joint les tubes, frappé le premier, prolifère, se rétracte et compromet la vitalité de ces organes, c'est la forme inter-stitielle ; d'autres fois, on a la réunion de ces deux lésions. Comme l'un et l'autre de ces processus entrave le fonction-nement du rein et détermine la rétention des matériaux excrémentitiels, tout fait supposer que les éruptions doi-vent se montrer dans ces divers genres d'affection et c'est ce que l'on observe effectivement.

Quant à savoir si ces manifestations cutanées sont plus fréquentes dans une forme que dans l'autre, c'est un point auquel il est difficile de répondre. On peut admettre que dans les hôpitaux les deux genres se trouvent en nombre sensiblement égal, par suite de l'appoint considérable que l'alcoolisme, le saturnisme et la vieillesse apportent à la forme interstitielle. Interrogeant dans un certain nombre de services des brightiques atteints de leur maladie depuis une époque souvent assez éloignée, nous avons quelquefois appris de ces malades qu'il y eut un moment où, pendant leurs affections, ils ont ressenti des démangeaisons vives, et ont eu des boutons sur le corps. Si les renseignements recueillis ainsi sont vagues, ils n'en doivent pas moins être considérés comme exacts, et nous permettent d'affirmer qu'il y eut à cette époque une manifestation cutanée. Ce sont surtout les malades atteints de néphrite interstitielle qui nous firent cette réponse. D'un autre côté, les quelques observations positives, recueillies avec soin, tendent à faire admettre que cette forme y est plus prédisposée que la parenchymateuse. Cependant il serait prématuré de rien conclure, les observations certaines ayant été trop peu nombreuses.

Mais parmi ces éruptions si variées, il n'y en a pas qui soient réservées spécialement à une forme de néphrite plutôt qu'à l'autre. Les vésicules, comme les érythèmes et les papules, ne sont pas l'apanage d'une lésion déterminée, et quand on ne considère que la manifestation cutanée, rien ne permet de juger l'état anatomique du rein. Dans les deux espèces, on observe les mêmes manifestations, survenant au même moment et évoluant d'une façon identique.

Quel est l'instant précis où survient l'éruption ? Est-ce au début même de l'albuminurie, ou lorsque la maladie, durant depuis un certain temps, est passée à l'état chronique ? Ayant eu l'heureuse chance de voir une dizaine de néphrites *a frigore* dans les premiers jours de leurs symptômes, alors que la maladie avait une marche aiguë, jamais nous n'avons rencontré de signes cutanés. Au contraire, les malades, qui nous les présentaient, étaient dans les salles depuis une époque déjà assez ancienne ; ou, s'ils étaient nouveaux, l'interrogatoire apprenait que leur maladie remontait à une époque plus ou moins éloignée, et

beaucoup même étaient déjà entrés dans différents services pour se faire traiter de la même affection. Dans un
cas seulement, observé chez M. Hardy (obs. n° VII), il y
eut de l'érythème aux mains et de l'urticaire aux cuisses
trois semaines après que le malade eut ressenti les symptômes de sa néphrite aiguë. De plus, ce sont les malades
atteints d'urémie, c'est-à-dire ceux dont la maladie date en
général d'une époque assez éloignée, qui nous ont offert le
plus d'observations.

Le siège des éruptions rénales n'a rien de constant, ni
de spécial à ce genre d'affection. Toutes les parties du corps,
quelles qu'elles soient, peuvent être atteintes : une seule
cependant ne nous a pas montré de manifestation cutanée,
c'est la face : les mains semblent, dans une certaine mesure,
partager cette immunité. En général, on peut dire que les
lieux d'élection sont la partie antérieure : du thorax et de
l'abdomen, les avant-bras et les jambes. Contrairement à
ce qui arrive pour certaines affections cutanées, les plis de
flexion et la face interne des cuisses ne semblent pas être
plus fréquemment frappés que les autres parties, sans
cependant jouir d'aucune immunité. Tantôt une seule partie
du corps est atteinte, tantôt au contraire tout le tégument
est affecté. Lorsque des éruptions de genres différents
étaient survenues, chacune semblait se cantonner spécialement dans une partie, à l'exclusion à peu près absolue des
autres. C'est ainsi que chez le malade, dont l'observation
est rapportée au n° IV, les pustules d'ecthyma ne se montrèrent que sur les organes génitaux, tandis que les furoncles étaient disséminés sur tout le corps. Chez le mal de
M. Lancereaux, les vésicules ne s'observèrent que sur la
partie antérieure de la jambe gauche, tandis que partout
ailleurs il y avait de l'érythème.

L'évolution de l'éruption suit en tous points l'évolution de la maladie rénale. Il semble qu'une fois la manifestation cutanée apparue, elle soit subordonnée complètement à l'état du rein. L'une de ces lésions ne peut s'améliorer ou s'aggraver, sans qu'il y ait une amélioration ou aggravation parallèle dans la marche de l'autre ; et une fois l'éruption bien établie, on peut dire que c'est un guide qui permet de juger les progrès en bien ou en mal. Cet homme, qui (obs. n° V) présenta à quatre reprises de l'eczéma à la jambe gauche et le vit guérir lorsque les symptômes de dyspnée, vertiges, dyspepsie chaque fois observés, venaient à cesser : ce malade (obs. n° I), traité par M. Quinquaud, et qui, à deux reprises différentes, fut atteint d'urémie et chaque fois présenta du lichen aigu et de l'érythème, offrit une cessation complète des symptômes cutanés lorsque se passaient les accès d'urémie, le montre bien. De plus, ayant fait assez assidument l'analyse des urines du n° VI, qui sortit guéri de l'hôpital, nous avons pu constater pour ainsi dire chaque jour la corrélation qui existe entre la quantité d'albumine et l'intensité de l'éruption ; quand le dénouement doit être fatal et que le malade doit succomber à des phénomènes urémiques, l'éruption, loin de diminuer, tend à augmenter et le fait dans des proportions considérables. C'est ainsi que le malade (obs. II), qui mourut d'urémie, présenta vers les derniers jours une marche extraordinairement envahissante de l'éruption ; elle se généralisa alors complètement sur les membres inférieurs.

Si la qualité de l'urine a, comme on peut le voir, une influence prépondérante sur la production des manifestations rénales, la quantité qu'émet le malade doit aussi être prise en sérieuse considération ; c'est ainsi que chez tous les malades atteints, la moyenne diminua notablement.

Elle ne tomba pas toujours au-dessous de la normale :
l'on sait, en effet, que dans la néphrite interstitielle, les
urines émises dans les vingt-quatre heures forment une
moyenne supérieure à la normale ; lorsque de tels malades
offrirent des éruptions, leurs urines ne dépassèrent pas en
quantité celles de l'homme sain, d'où, en réalité, sensible
diminution. Dans le cas d'inflammation parenchymateuse,
la diminution absolue s'imposait. D'un autre côté, elles
contenaient toujours de l'albumine en proportion notable,
et on vit cette substance disparaître peu à peu lorsque
l'éruption marcha vers la guérison.

Le nombre des malades, atteints de manifestations cutanées, d'origine rénale, nous a semblé considérable. Ayant
essayé de faire une statistique, nous avons dû y renoncer,
n'ayant pu recueillir un nombre de cas suffisants qui nous
permît d'échapper dans une certaine mesure aux erreurs
inhérentes à tout travail de ce genre. C'est ainsi que certains services offraient une proportion considérable d'affections cutanées, d'autres, au contraire, n'en présentaient
pas un seul cas. Chez M. Quinquaud, le 1er juin 1880, il se
trouvait dans les salles huit malades atteints de néphrites,
sur ce nombre, trois offraient des manifestations. A la
même époque, M. Lancereaux traitait à la Pitié sept
brightiques, et parmi ceux-ci trois étaient atteints de
lésions cutanées. Dans les salles de M. Hardy, au contraire,
se trouvaient cinq malades de ce genre, et pas un d'eux
n'offrit à ce moment de phénomènes cutanés d'aucune
sorte. Tels sont les chiffres extrêmes que nous avons recueillis. D'autres services nous présentaient des chiffres
intermédiaires aux premiers. Aussi, tout en reconnaissant
que nous ne sommes pas à l'abri d'erreur, nous pensons
qu'on peut admettre qu'il y a des éruptions rénales une

fois sur cinq ou six cas de néphrite. Non pas qu'en prenant cent brightiques, on doive à un moment donné en voir quinze ou vingt atteints de manifestations cutanées ; mais certainement, pendant l'évolution de leur maladie, il y en eut autant qui sont frappés. Comme souvent les éruptions rénales sont peu, ainsi s'explique leur rareté relative, quand on les recherche à un moment donné.

Une question intéressante doit être ici posée : y a-t-il une relation entre l'herpétisme et les éruptions rénales, et si cette relation existe, en quoi consiste-t-elle ? Il est en effet important de savoir si on a affaire à des herpétiques sujets depuis longtemps à des éruptions diverses et chez lesquels la lésion rénale n'aurait servi que de cause occasionnelle mettant en jeu une prédisposition individuelle. Les brightiques offrant des éruptions ont été soigneusement interrogés au point de vue des lésions cutanées présentées antérieurement. Tous, sauf un, ont répondu que jusqu'au moment de leur entrée dans les salles jamais ils n'avaient eu le moindre bouton sur la peau, ni éprouvé la plus légère démangeaison. Les traces de syphilis ont été de même recherchées avec soin, ainsi donc ce n'est pas à un état diathésique qu'il faut rapporter les symptômes observés, mais bien à la maladie rénale, qui, en dehors de toute prédisposition, avait déterminé ces manifestations.

PATHOGÉNIE. — Pour la pathogénie des éruptions rénales deux explications également plausibles peuvent être données. Ou bien le liquide sanguin vicié par les produits excrémentitiels que le rein devait éliminer est devenu impropre à la nutrition des tissus. Les éléments cutanés participent à la déchéance profonde de tout l'organisme et traduisent leur faible vitalité par des lésions variées. Cette opinion est celle de M. Quinquaud. M. le professeur Peter, lorsqu'il signalait comme symptômes des néphrites une hyperesthésie cutanée se traduisant par des démangeaisons analogues à celles de l'ictère leur attribuait la même cause. Pour lui ce serait une excitation des extrémités terminales des nerfs par le sang vicié qui donnerait lieu à cette sensation. Ou bien, la peau se trouvant le seul organe en état de suppléer le rein et de présider à la dépuration du liquide nourricier excrète une quantité de matières extractives beaucoup plus considérable que normalement. On sait en effet que dans les maladies attribuées aujourd'hui à la modification chimique du milieu intérieur, goutte, rhumatisme, on a signalé, particulièrement dans cette dernière maladie, l'acidité anormale de la sueur comme un symptôme constant. Et de fait tout le monde a constaté cette odeur fortement urineuse qu'exhalent les brightiques, et particulièrement ceux que menace l'urémie, c'est-à-dire ceux qui n'éliminent par le rein que peu des principes nuisibles. Des analyses d'urine faite à l'abri de toute erreur ont montré que souvent la moyenne de l'urée évacuée par le rein ne s'élevait qu'à douze ou quinze grammes par jour et même tombait au-dessous de ces chiffres. Il devenait donc nécessaire qu'une autre voie de dérivation fût ouverte à ce produit, sans quoi les accidents urémiques eussent éclaté avec une grande rapidité ! Et dans des observations précises on voit relater des cas où la sueur renfermait une telle proportion d'urée qu'elle se déposait sous forme de poussière blanche à la surface du tégument externe. Rapidement ce corps, sous l'influence de la température de l'organisme, se décompose en carbonate d'ammoniaque, sel irritant ; et de là ces manifestations cutanées. Ce qui semble donner du poids à cette théorie c'est que jamais nous n'avons vu d'éruption ré-

nale sur la figure, et une seule fois sur les mains. Ces parties
en effet sont tous les jours lavées et ainsi débarrassées des
produits viciés qu'entraînent les sueurs. Le traitement d'un
autre côté lorsque les malades ont pu prendre des bains, a
sensiblement amélioré leur situation et vient donner un
nouvel appui à cette opinion. Si cette dernière explication,
plus séduisante, satisfait mieux l'esprit, elle est, il faut le
reconnaître, insuffisante pour les cas nombreux où sur-
viennent des manifestations gangréneuses ; les anthrax,
érysipèles et phlegmons prennent rapidement chez les
brightiques le caractère phagédénique ; et si la faible vitalité des tissus n'est pas la cause première de la lésion, elle
joue cependant un rôle prépondérant dans la marche mor-
tifiante de l'inflammation.

DIAGNOSTIC. — Le diagnostic de l'éruption en elle-même
est des plus simples et s'impose pour ainsi dire au clinicien.
Mais comme pour toute maladie cutanée, ce n'est pas assez
que d'avoir reconnu le genre et l'espèce auxquels appar-
tient la maladie que l'on a sous les yeux, il faut remonter
à la cause; et c'est ici que le médecin a besoin de toute son
habileté. Il ne suffit pas, en effet, que chez un sujet atteint
de mal de Bright, et ne présentant du reste avant sa maladie aucune affection cutanée on voit se produire soit de
l'érythème, des papules, pustules, ou squames pour en
conclure à l'existence d'éruptions rénales ; il faut aupara-
vant examiner les diverses diathèses qui peuvent donner
lieu à ces éruptions, voir si le sujet en est porteur, et se
montrer en tous cas réservé dans le diagnostic ; voilà par
exemple un herpétique, qui étant atteint de mal de Bright
voit en même temps une abondante éruption lui couvrir la
peau, on ne pourra, de cette coïncidence, en conclure que

tous les troubles cutanés se rattachent au mal de rein, mais on devra les rapporter à la diathèse préexistante. Mais, même dans ce cas, surtout, si l'herpétique voit, sous l'influence de sa maladie, l'affection cutanée augmenter dans de notables proportions il faut attribuer à l'évolution vicieuse des produits de désassimilation une certaine part dans cette recrudescence. La lésion rénale a servi de cause occasionnelle chez un individu prédisposé, exactement comme chez le rhumatisant la blennorrhagie vient réveiller la diathèse et déterminer des accidents. Quant à établir ce qui, chez un herpétique, doit être attribué à la diathèse et à la maladie du rein, nous nous reconnaissons incapables de le faire, vu le petit nombre de cas observés ; et incapables de dire s'il y a quelque différence dans l'évolution de ces affections, et, si ces différences existent, en quoi elles résident.

Pronostic. — De la présence ou de l'absence des éruptions rénales, on ne peut légitimement tirer aucune conséquence pour le pronostic de la maladie. Les observations citées montrent, en effet, qu'on les voit survenir dans les cas légers aussi bien que dans les formes les plus graves, et on peut ajouter que rarement on voit un malade succomber à des accidents urémiques sans que le tégument externe ne présente quelque altération. Ces manifestations, simples conséquences du trouble de dépuration, ne sont pas alors dangereuses par elles-mêmes, mais par le symptôme qu'elles révèlent. Dans les cas de néphrite légère, on peut dire qu'une pareille éruption est le résultat d'une susceptibilité particulière. C'est ainsi que nous voyons chez certaines personnes la peau, sous l'influence la plus légère, présenter des éruptions, et des révulsifs de même nature appliqués d'une façon identique produire des résultats différents suivant les individus : tantôt l'action est vive, tantôt de peu d'effet. Sous l'influence de l'urée la susceptibilité individuelle reparaît et le malade affecté de lésion cutanée ne montre que sa sensibilité particulière à cet endroit.

Pour M. le professeur Lancereaux (juin 1880) les manifestations cutanées dans les maladies rénales doivent être tenues pour salutaires et surtout dans le cas où elles donnent écoulement à quelque liquide, et loin de tarir cette source il faut, au contraire, s'efforcer de l'entretenir. A l'appui de cette opinion il citait le fait suivant : Dans sa clientèle se trouvait une dame frappée de néphrite parenchymateuse et dont les voies digestives étaient atteintes au point qu'elle ne pouvait prendre que du lait. Revenant à quelque temps de là il fut étonné de la voir prendre d'autres aliments et surtout de la voir les digérer convenablement. Constatant sur l'une des jambes un vaste érythème coulant, il ne douta pas que ce ne fût la porte de sortie qui avait permis à l'organisme de se débarrasser des produits viciés, et avait rétabli de cette façon les fonctions digestives. Le rôle serait alors identique à celui du catarrhe intestinal qui survient dans l'urémie, catarrhe que tout le monde non seulement respecte, mais par des drastiques tend encore à augmenter pour favoriser l'élimination des produits morbides. Dans les cas seuls où la douleur est assez vive pour priver le malade de sommeil la manifestation cutanée doit être tenue pour sérieuse et traitée par les anesthésiques.

TRAITEMENT. — Pour obtenir la guérison de l'éruption rénale, le médecin doit s'adresser à l'état général et à l'état local, et la partie du traitement de beaucoup la plus importante est celle qui attaque la lésion rénale. L'aphorisme : *sublatâ causâ tolletur effectus* se montre ici dans toute sa rigueur. Si l'on peut rendre aux produits urinaires leur voie naturelle, les empêcher de s'adresser à un autre organe pour sortir de l'économie, on est assuré de guérir la lésion cutanée. Les observations qui nous montrent la disparition de la lésion cutanée en même temps que la restitution du rein sont probantes à cet égard. Contre la néphrite, selon la période et le genre de maladie, on a les diverses médications préconisées contre l'albuminurie ; nous n'avons pas ici à les énumérer ni à en discuter la valeur relative.

Le traitement local a naturellement varié suivant les divers genres d'éruption. Cependant, dans les services où les malades montrèrent au médecin leurs éruptions et réclamèrent un soulagement à leurs démangeaisons, on leur prescrivit des bains qui produisirent, en partie, l'effet désiré. L'amélioration, on peut le dire, même dans les cas où la maladie rénale continua son évolution, se maintint, et même s'affirma de plus en plus chaque fois que ces bains furent donnés à des intervalles réguliers et suffisamment rapprochés. Ne serait-ce pas là une nouvelle preuve que la cause irritante est due à l'urée déposée à la surface du corps et décomposée en un produit irritant. Le bain enlève ce produit, et si le malade en prend un autre avant que des quantités suffisantes de cette substance se soient déposées et surtout se soient décomposées, l'affection cutanée marche vers la guérison. Mais le bain ne peut se prescrire que dans les affections rénales légères ; lorsque le malade alité ne peut quitter la salle, les moyens thérapeutiques ont varié comme l'éruption elle-même.

Tantôt des compresses imbibées de diverses infusions émollientes furent appliquées sur les surfaces malades et réussirent en partie. N'est-ce pas là une sorte de bain local longtemps continué et agissant d'une façon identique au précédent? Tantôt s'il y avait des pustules ou des vésicules, on usa de topiques tels que la poudre d'amidon, fécule, etc. En somme, ce qui semble le mieux convenir, c'est de tenir les malades dans le plus grand état de propreté. S'il survient quelque éruption cutanée, que le malade puisse marcher, que les bains d'un autre côté puissent être donnés sans que le brightique s'expose à se refroidir, les bains soit simples, soit alcalins, rendront de réels services, d'autant plus qu'un certain nombre de praticiens les ont conseillés contre la maladie rénale elle-même. Si les douleurs étaient fortes, des injections morphinées seraient faites avec avantage pour les calmer. S'il y avait des démangeaisons vives dans un point localisé, des applications émollientes ou faites avec une infusion de belladone ou de jusquiame pourraient rendre de grands services. S'il y avait des excoriations douloureuses à la suite de vésicules ou pustules ulcérées, un pansement de morphine serait apte à les calmer.

CHAPITRE III

Observations.

OBSERVATION I.

Néphrite parenchymateuse. Lichen aigu et érythème. A deux reprises, accès urémiques.

Communiquée par M. QUINQUAUD.

Le nommé Ch. Jean, 58 ans, entre le 8 juin 1868 à l'hôpital Saint-Antoine, salle Saint-Louis, n° 2 ; service de M. le Dr Laboulbène.

Ce malade raconte qu'il travaille souvent dans des puits et des égouts et ne boit qu'un litre de vin par jour, n'a pas de pituites, ni de cauchemars.

Il y a un mois, à la suite d'un refroidissement, il fut pris d'œdème généralisé avec urines rares et foncées ; en même temps, la respiration devenait gênée et il éprouvait des douleurs lombaires peu intenses, mais persistantes.

En ce moment on constate une anasarque peu intense, mais très nette ; les urines foncées précipitent abondamment par la chaleur et l'acide nitrique ; le microscope dénote de nombreux cylindres granulo-graisseux.

La céphalalgie est habituelle, s'exaspérant de temps à autre ; à peine quelques palpitations, rien d'anormal au cœur. Le malade se plaint de ne voir que du brouillard, il éprouve en même temps quelques nausées avec inappétence ; la respiration est gênée, 30 par minute, avec quelques râles souscrépitants d'œdème. Temp. 37,2.

Le 12 juin, il fut pris rapidement de somnolence invincible avec demi-coma. Il n'urine que 300 grammes d'urine uratique fortement albumineuse. De plus, on trouve disséminée sur l'abdomen, les bras et les cuisses une efflorescence caractérisée : 1° par des papules de lichen aigu, surtout abondantes sur l'avant-bras droit ; 2° des taches érythémateuses, disparaissant sous la pression du doigt et abondantes, surtout au côté droit de l'abdomen. Au centre de plusieurs de ces taches ou à côté existent des papules. Il y avait donc dans ce cas co-existence de l'éruption avec le maximum de troubles urinaires ; au moment où l'anurie était la plus intense, à cet instant apparaissait l'éruption cutanée, ce qui montre la corrélation de cause à effet.

Sous l'influence du régime lacté, des révulsifs, des diurétiques, les symptômes s'améliorèrent rapidement. Dans l'espace de huit à dix jours, l'éruption avait disparu avec l'amélioration des troubles de sécrétion urinaire. Mais le 17 juillet, sans cause bien appréciable, l'œdème augmenta, la respiration devint gênée, la sécrétion urinaire diminua et le malade fut repris de son coma et de la même éruption lichénoïde et érythémateuse.

Le régime lacté exclusif eut encore raison de tous ces accidents, et à la fin d'août le malade put sortir guéri de ses accidents cérébraux, des symptômes cutanés de son œdème, tout en conservant une certaine quantité d'albumine dans ses urines.

OBSERVATION II.
Urémie et érythème.

Communiquée par M. Philibilin, stagiaire chez M. Lancereaux.

Mocq, Pierre, âgé de 50 ans, tailleur, entre à l'hôpital le 3 mai. La maladie remonte à 6 mois ; à ce moment, il fut obligé de quitter son travail à cause d'étouffements, maux de tête et impossibilité de monter les escaliers. A son entrée à l'hôpital le malade offre un léger œdème autour des malléoles. La figure, les paupières, les mains sont aussi œdématiées. La dyspnée est continue jour et nuit. Insomnie, cauchemars, maux de tête. Grande quantité d'albumine dans les urines. Il est obligé de se lever plusieurs fois chaque nuit pour se promener dans la salle. Le cœur présente des irrégularités très prononcées. Le choc se sent dans le sixième espace, et à la base on entend un léger bruit de souffle.

L'urine est peu abondante, sans sucre, mais présente une grande quantité d'albumine.

4 *mai*. 1/2 litre ; oppression pendant la nuit ; constipation.

5 *mai*. 1/4 de litre, densité 1020, albumine en plus grande quantité ; nuit mauvaise ; le malade a dû la passer assis sur son lit.

8, 9, 10 *mai*. 1/2 litre ; toujours peu de sommeil ; lavement purgatif.

12 *mai*. Un gramme de scammonée.

16 *mai*. L'urine a beaucoup augmenté de quantité ; le malade en a émis 1 litre et demi.

17 *mai*. Diarrhée.

22 *mai*. Œdème très considérable de la verge qui est rouge, enflée et douloureuse. Même état général et dyspnée ; urine, 1/2 litre, très claire ; léger degré d'obtusion de l'ouïe.

26 *mai*. Les deux jambes sur la face antérieure sont parsemées de petites taches circulaires du volume d'une petite lentille. Leur coloration est d'un rouge vif légèrement atténué sur les bords. Ces taches sont plus nombreuses sur la jambe droite. La plupart de ces taches présentent une élevure centrale d'une coloration blanchâtre. Sur d'autres plus anciennes, cette élevure est remplacée par une lamelle épidermique. La région des malléoles offre à droite une large tache ecchymotique irrégulière avec une ou deux phlyctènes. La même chose s'observe, mais moins marquée, sur la jambe gauche. Ces taches, qui sont d'un rouge foncé, sont entourées par d'autres moins foncées ; elles ont le diamètre d'une pièce de 20 cent. Celles-ci, plus pâles en ce moment, offraient, lorsque le malade était chez lui, la même coloration que les plus récentes. Ces taches n'existent ni au creux poplité, ni au cou de pied ; à cet endroit on voit l'œdème signalé précédemment et quelques varicosités. L'éruption est légèrement prurigineuse.

7 *juin*. L'érythème commence à suinter ; le malade se trouve très soulagé. Désenflure des jambes et cuisses ; meilleur aspect de la figure ; face moins souffrante ; pas de diarrhée ; appétit revenu ; régime lacté et ioduré de potassium.

8 *juin*. Examen de l'urine, peu d'albumine, quantité 2 litres, densité 1020.

9 *juin*. L'érythème commence à cesser son écoulement séreux ; des croûtes épidermiques se forment à sa surface. Pendant la nuit, faiblesse , malaise , oppression et toux.

10 *juin*. Mêmes symptômes ; de plus , cauchemars et insomnie ; le malade voit des serpents, des précipices ; toujours il se réveille en sursaut.

17 *juin*. Pour la première fois, incontinence d'urine et de matières fécales ; le malade, très oppressé, reste tout le temps assis, la tête penchée, les yeux fermés. Expression de figure triste et souffrante ; œdème considérable, teint terreux, il est toujours comme anéanti.

18 *juin*. Le matin, délire, agitation ; refus de laisser changer le linge qu'il a sali pendant la nuit.

19 *juin*. Délire, hallucination ; descend du lit pour s'en aller ; demande tout le temps à quitter l'hôpital.

20 *juin*. Attitude toujours assise nuit et jour ; délire continu ; soif excessive ; extrémités refroidies, yeux fermés, toux laryngienne.

22 *juin*. Décubitus dorsal, il est moins agité pendant la nuit. Dans ses mouvements il est tombé à terre. Les paupières sont collées par une sécrétion épaisse jaunâtre ; dans son délire, il conserve l'attitude du métier (tailleur), jambes croisées et agite un peu les mains ; haleine ammoniacale ; toujours la même incontinence d'urine et de matières fécales.

24 *juin*. Même état ; de plus la bouche est entr'ouverte, la langue est sèche et recouverte de croûtes jaunâtres ; sur le voile du palais on observe les mêmes croûtes ; il ne peut plus cracher, agite la tête, la porte de droite à gauche et *vice versa*. Plaintes, gémissements, cris pendant la nuit accompagnés de mouvements dans les membres inférieurs sans remuer les supérieurs.

25 *juin*. Depuis trois jours ne mange rien ; le malade est toujours agité ; la respiration se fait par la bouche, qui est sèche.

26 *juin*. La nuit a été plus calme ; le malade ne parle plus, il articule seulement des mots et des cris ; extrémités refroidies. Mort dans la journée.

Autopsie. — Cœur hypertrophié en même temps que dilaté. La dilatation porte également sur les côtés droit et gauche. L'orifice aortique est insuffisant. La valvule mitrale est jaune et graisseuse. Cependant les plaques graisseuses sont peu épaisses. Le muscle cardiaque est rouge, ferme et hypertrophié également dans toutes ses parties. Les auricules normales ne contiennent pas de concrétions fibrineuses. Léger degré de surcharge adipeuse à la base du cœur.

L'aorte, couverte de petites saillies, indique plutôt une dégénérescence graisseuse qu'une artérite.

L'estomac présente des plis nombreux ; la muqueuse est revenue sur elle-même. De plus, il y a dans son épaisseur de petites ulcérations. L'intestin est recouvert de mucus blanchâtre et visqueux ; congestion intense des parties saillantes de la muqueuse du cœcum.

Reins de petit volume ; à leur surface, sous la capsule, se remarque un certain nombre de petits kystes superficiels de la grosseur d'un petit pois. La capsule se détache difficilement ; elle ne cède qu'en entraînant une partie de la substance rénale. Etat granuleux du rein qui est constitué par de petites granulations de volume égal. A la coupe on trouve que la consistance est augmentée ; rougeur de la substance corticale qui est diminuée d'épaisseur. Absence de graviers dans les calices, bassinets et vessie.

OBSERVATION III (personnelle).

Urémie et prurigo.
Prise dans le service de M. Lancereaux.

Mirasoie, 31 ans, chaudronnier, entre le 18 mars, salle Sainte-Marthe, lit n° 28.

Cet homme, bien constitué, nous dit n'avoir eu qu'une seule maladie, une pleurésie qui fut purulente. Quand il entre à l'hôpital, il présente les phénomènes suivants : pâleur très marquée, figure légèrement bouffie, membres supérieurs amaigris ; œdème très considérable des jambes et du scrotum qui, au dire du malade, change facilement de forme et de place. Trouble de la vue ; perte d'appétit. Urines rares, foncées, précipitant abondamment par la chaleur et l'acide nitrique.

Ces symptômes se continuèrent ainsi avec des alternatives de bien et de mal jusqu'au commencement de mai, époque où le malade fut pris d'urémie. En même temps, il fut pris d'une éruption caractérisée, par un prurit cutané très accentué qui dura quelques jours et siégeait à la partie supérieure et interne des cuisses ; puis se montrèrent des papules sur ces mêmes régions. Cette éruption est formée par des élevures discrètes volumineuses à large base d'implantation. Leur diamètre varie entre 1 et 3 millimètres. Ces papules reposent sur une peau saine ; leur sommet est recouvert d'une petite croûte noirâtre qui n'est autre chose qu'un caillot sanguin desséché. Ce caillot résulte des hémorrhagies déterminées par le grattage fréquent auquel se livre le malade.

Vers le milieu de mai, cette éruption s'étendit sur toute la cuisse et en même temps à la face interne de cette partie on constate de l'intertrigo.

Les phénomènes urémiques s'accentuèrent de plus en plus et le malade mourut le 28 mai, ayant toujours cette éruption qui était restée stationnaire à la dernière période de la maladie.

OBSERVATION IV (personnelle).

Néphrite interstitielle avec éruption furonculeuse et papuleuse.
Dans le service de M. Quinquaud. Hôpital Cochin.

Fontaine, Louis, tailleur, 62 ans, entre le 18 mai, atteint de néphrite interstitielle. Ce malade encore bien conservé a fait quelques excès de boisson. Les nuits sont agitées, il ne peut se souvenir de ses rêves ; la vue est un peu troublée et les oreilles dures. Jamais il n'a souffert des reins et ne s'est que rarement relevé la nuit pour uriner. Quelque temps avant son entrée à l'hôpital, il fut pris de céphalalgie avec vertiges et perte d'appétit. Jamais avant son entrée à l'hôpital il n'offrit trace d'œdème, et quand il entre dans les salles on n'en découvre pas. A l'examen des urines on découvre une légère quantité d'albumine.

Le cœur bat entre le 5ᵉ et le 6ᵉ espace intercostal : quelques irrégularités dans les battements sans bruit de souffle, très léger tremblement alcoolique. Jusqu'au 26 mai rien de considérable à noter, lorsque ce jour on observa une éruption de furoncles, ceux-ci du diamètre d'une pièce de deux francs sont rouges et entourés d'une zone indurée dans le tissu cellulaire. Ils sont à des périodes diverses. Les uns se sont ouverts et ont laissé échapper leur bourbillon, tandis que d'autres sont encore à la période initiale et ne s'accusent que par une plaque rouge, dure, saillante, présentant à la partie supérieure l'élevure caractéristique du furoncle. Ces derniers se sont développés depuis que le malade est entré à l'hôpital ; les autres devaient au contraire exister déjà à ce moment. Ces furoncles, surtout ceux qui commencent, sont très douloureux. Ils siègent à la partie antérieure de la cuisse droite ; portion trochantérienne gauche ; partie médiane et externe de l'avant-bras gauche, mamelon gauche, partie latérale gauche du thorax, fourchette sternale. Cet homme n'a jamais présenté de sueurs.

De plus à la région abdominale inférieure se voit une éruption de papules avec rougeur érythémateuse, papules qui, au premier coup d'œil, se font reconnaître pour du lichen aigu. Elles sont en effet petites, acuminées, pointues réunies en groupe ; au coude cette éruption lichénoïde a causé des démangeaisons très vives et le malade en se grattant a écorché les papules. Celles-ci ont présenté à leur sommet de petites vésicules pleines de liquide, mais ces vésicules ont été rompues par le malade. Comme les sueurs sont très peu abondantes, on ne peut songer à une éruption sudorale.

19 *mai.* Les papules ont beaucoup augmenté de nombre : elles se voient sur les membres principalement les supérieurs et l'avant-bras gauche. Elles donnent lieu à des démangeaisons très vives, le malade se grattant continuellement, leur partie supérieure est recouverte par des croûtelles. Les furoncles dont on a signalé l'existence sont à peu près guéris.

Le 30 mai, du côté des organes génitaux sur le fourreau de

la verge principalement on voit une quarantaine de petites pustules grosses comme la tête d'une épingle, entourées d'une zone rouge, large d'un millimètre environ et causant des démangeaisons très vives. Leur sommet est recouvert d'une petite croûte. Urine claire toujours peu d'albumine.

3 *juin*. Les papules ont diminué de volume. La plupart ne sont plus que des élevures à peine sensibles : leur partie supérieure offre une petite croûte. Les avant-bras seuls en présentent. Ces parties causent toujours de la douleur au malade, les pustules de la verge se sont séchées sans présenter d'ulcérations. Nouveaux furoncles au pouce gauche ; sur le pli interdigital séparant le pouce gauche de l'indicateur, sur le bord cubital de la main. Nouvelle éruption de papules très discrètes sur les membres inférieurs.

6 *juin*. Nouveaux furoncles à la partie antérieure de la cuisse droite ; les papules ont disparu, seules les démangeaisons restent.

11. Nouveaux furoncles à la racine de la verge et à la fesse gauche. Urine claire, peu d'albumine.

15. Les furoncles sont à peu près guéris, le malade mange avec appétit et digère bien tout ce qu'il prend, les papules ont à peu près disparu ; toute trace d'éruption pustuleuse sur la verge a cessé.

21 *mai*. Nouveau furoncle sur la poitrine à la partie latérale gauche. Continuation du mieux.

27 *mai*. Les traces de furoncle ont disparu ; à l'endroit où siégeaient les derniers, la peau est encore rouge, épaissie, indurée, mais le malade n'accuse plus de douleur causée par l'éruption.

30 *mai*. Le malade sort de l'hôpital ; pas trace d'albumine dans l'urine.

OBSERVATION V (personnelle).

Néphrite interstitielle et ecthyma.

Prise à l'hôpital la Pitié.

Fouchet (Léon), 45 ans, jardinier, entre le 10 juin. Cet homme. qui a été marin, nous dit depuis sa jeunesse être sujet aux maladies de peau. Ayant longtemps habité le Brésil et fait de fréquents excès de boisson, il fut pris dans ce pays de symptômes qu'il dit être semblables à ceux éprouvés en ce moment. C'était de la dyspnée, oppression, céphalalgie vive, vertiges, vomissements, toux. Ces faits se montrent en ce moment pour la quatrième fois. L'examen de l'urine qui est claire, abondante, fait trouver un léger nuage qui n'est pas constant. Tout porte donc à croire qu'à trois reprises il a déjà souffert de sa néphrite interstitielle et éprouvé quelques symptômes d'urémie. Mais ce qu'il y a de particulièrement intéressant dans l'histoire de ce malade, c'est qu'à chaque attaque, en même temps qu'il souffrait du rein il voyait se développer des éruptions. Malgré les détails peu précis qu'il peut nous donner sur la nature de ces symptômes du côté de la peau, nous n'hésitons pas à croire qu'à ce moment comme maintenant, du reste, il fut atteint d'ecthyma. A la partie antérieure de la jambe on voit une quinzaine de croûtes dures, sèches, faisant saillie au-dessus de la peau. Le malade nous raconte qu'au début il y eut des pustules larges, arrondies, discrètes à base enflammée et qui lui causèrent des douleurs très vives. Celles-ci furent assez fortes pour le priver de sommeil pendant quelques jours. Devant nous le malade arrache l'une de ces croutes et au-dessous on voit le derme rougeâtre ulcéré, à une profondeur assez grande. Depuis 9 jours que dure l'éruption, les phénomènes subjectifs ont beaucoup diminué. Le sommeil est revenu ainsi que l'appétit perdu les premiers jours. On a saupoudré la jambe d'amidon, après y avoir appliqué des cataplasmes les premiers jours.

15 mai. Les croûtes existent sur la plupart des points, mais en quelques endroits elles sont tombées et les ulcérations sont recouvertes par une cicatrice rouge, mince. L'urine a très peu d'albumine.

21 mai. Sur tous les points il y a des cicatrices qui présentent les caractères précédemment décrits. Le malade dort bien et n'éprouve aucune douleur.

27 mai. La jambe est redevenue saine tout en présentant aux points occupés par les pustules une surface rouge et une cicatrice très superficielle.

29 mai. Le malade sort de l'hôpital.

OBSERVATION VI (personnelle).

Prise à l'hôpital Cochin.

(Lit n° 51.)

Ch., Louis, 20 ans, entre à l'hôpital le 20 avril. Symptômes de néphrite parenchymateuse. Grande quantité d'albumine. Anasarque au scrotum et aux paupières. Date du début, trois mois pour la maladie. Sur le tronc on remarque principalement à la partie antérieure de la poitrine des papules rouges, dures, larges, discrètes sans zone inflammatoire périphérique :

mais, phénomène bizarre, ne s'accompagnant d'aucune démangeaison. Ces papules ne perdent pas leur couleur à la pression.

Ce malade est herpétique, plusieurs fois déjà il fut atteint
de maladie cutanée, mais il nous affirme que l'éruption ac-
tuelle, plus forte que les précédentes, est venue un mois
après l'apparition de l'œdème, et qu'en ce moment il n'avait
rien sur le corps.

Sur une partie de ces papules on voit au sommet une petite croûtelle mince, jaunâtre, se détachant facilement et sans
faire souffrir le malade, et ne laissant après sa chute aucune
ulcération.

30 *avril.* Les papules disparaissent par deux mécanismes
différents : les unes par une petite croûte qui les recouvre,
puis tombe en laissant une élevure à peine sensible et décolo-
rée ; les autres se fondent, s'élargissent de plus en plus en
pâlissant, puis arrivent à n'être pas perceptibles.

Depuis son entrée le malade prend des bains alcalins tous
les deux jours.

3 *mai.* L'albumine, quoique visible, est en faible quantité.
Tout œdème a disparu, le malade peut manger l'ordinaire de
l'hôpital. Les papules ont à peu près disparu. Toutes sont
pâles et peu élevées.

7 *mai.* Le mieux se continue, le malade se lève et fait le
service dans la salle une partie de la journée.

10 *mai.* Le malade, définitivement attaché au service de la
salle, n'a plus trace d'albumine et l'on cherche en vain les
marques de son éruption.

OBSERVATION VII (personnelle).

Néphrite aiguë avec érythème.

Prise chez M. Hardy.

Karmann, 23 ans, entre à la Charité le 16 juin. Le malade
travaillant dans un puits sentit un violent frisson, et trois
jours après se présente à l'hôpital. La fièvre est forte, le ther-
momètre monte à 39,5, la peau est chaude et sèche ; le malade
accuse une vive douleur lombaire : le premier jour du début
de la maladie il a eu quelques vomissements. L'hydropisie
est considérable, occupe les membres inférieurs, le scrotum,
les paupières, toute la figure est bouffie. Le malade a parfaitement conscience de la mobilité de son œdème qu'il dit avoir
vu changer plusieurs fois de place. La vue est troublée ; les
objets sont vus comme à travers un brouillard. Du côté des
oreilles des bourdonnements. Les urines sont rares, rouges,

foncées ; par la chaleur et l'acide nitrique, elles précipitent si abondamment que le vase semble contenir du lait ; de plus le dépôt se teinte légèrement en rose.

Les phénomènes précédents se maintinrent ainsi pendant une quinzaine de jours avec des alternatives diverses, lorsque le 3 juillet le malade signala une éruption. Celle-ci occupe les deux mains et la partie inférieure des avant-bras, mais ne siège que sur la face dorsale de la main. Elle consiste en une quantité considérable de petites taches d'un rouge vif, tranchant fortement sur la peau anémiée, et offrant l'aspect des taches de la rougeole. Leur nombre est tel en certains points qu'elles se touchent et forment des plaques dont l'étendue maxima ne dépasse pas 2 centimètres dans les divers sens. La pression les fait disparaître momentanément, mais elles reparaissent aussitôt. Au toucher et à la vue elles n'offrent aucune saillie appréciable.

De plus, à la partie supérieure des cuisses, on note de larges plaques d'urticaire. Celles-ci, d'un rouge pâle et moins accentuées au centre, sont circonscrites par une ligne d'un rouge vif. Elles sont au nombre d'une dizaine sur chaque cuisse et causent au malade de très vives démangeaisons, tandis que l'éruption des membres supérieurs est indolente.

La fièvre, qui était à 38,3 la veille, s'est élevée à 39.

7 *juillet*. La fièvre va en oscillant mais reste supérieure à ce qu'elle était avant l'éruption. Celle-ci s'est étendue aux membres supérieurs, mais ne cause pas de démangeaisons. Les plaques d'urticaire des cuisses ont à peu près disparu ; le malade ne s'en plaint plus.

10 *juillet*. Poussées de pneumonie.

11 *juillet*. Eruption sur la face dorsale des pieds, et semblable en tous points à celle des membres supérieurs. Pas de douleurs.

13 *juillet*. Mort du malade.

Autopsie. — Les traces d'éruption ont disparu. Les reins congestionnés, volumineux, rouges, présentent tous les signes d'une néphrite parenchymateuse.

OBSERVATION VIII (personnelle).

Néphrite interstitielle et eczéma.

Pepit Geneviève, 56 ans, entre le 26 juin. Il y a six mois elle a éprouvé des étouffements qui après deux mois sont allés diminuant pour cesser complètement. Ils sont revenus huit jours avant son entrée à l'hôpital. Elle n'a jamais ressenti de douleur aux reins. La polyurie est extrême. Depuis six mois elle a cinq ou six mictions par nuit; soif vive, appétit peu exagéré; parents arthritiques; palpitations fréquentes, et étouffements en montant les escaliers. Au cœur premier bruit et à la base faible et prolongé, les artères sont athéromateuses, assez notable quantité d'albumine.

La peau squameuse rouge paraît épaissie surtout aux membres supérieurs; érythème très prononcé aux avant-bras; avant son entrée à l'hôpital cette femme n'a eu aucune maladie cutanée. On remarque des papules plus foncées que la peau, élevées, existant surtout à la face dorsale de la main et des avant-bras. Sur ces parties on note aussi de petites érosions vésiculaires à bords rouges résultant probablement de pustules vidées. Lésions de grattage un peu partout. Démangeaisons insupportables que la malade compare à des brûlures. Le dos de la main gauche est œdématié; au-dessous du sein droit groupe de pustules irrégulières disposées sur une largeur de 2 centimètres 1/2 et sur une longueur de 8 ou 9 centimètres. Elles ressemblent à des pustules de variole.

Au moment de l'entrée de la malade à l'hôpital, on a rencontré l'albumine en quantité assez considérable; depuis, elle a, en partie, disparu, mais, de temps à autre, on en note des proportions assez considérables. On a prescrit des bains d'amidon, qui ont sensiblement soulagé la malade.

1er *juillet*. Les pustules qui siègeaient sur les seins se sont affaissées et sont couvertes d'une croûtelle.

7 *juillet*. Les démangeaisons des membres supérieurs ont diminué. Le bras, qui était œdématié, est revenu à son volume normal.

11 *juillet*. Toujours des étourdissements. Du côté des membres, la malade éprouve des démangeaisons violentes, qui la priveraient en partie de sommeil.

17 *juillet*. Sortie, sur toute la surface des membres, de petites vésicules. La peau est gonflée et extrèmement douloureuse; mais, phénomène bizarre, elle n'est pas plus rouge que normalement.

20 *juillet*. Les petites vésicules ne se sont pas rompues, le liquide dont elles étaient remplies semble s'être résorbé, le gonflement des membres a diminué.

24 *juillet*. Les membres pellent. Il se détache des lamelles épidermiques très minces, d'une largeur d'un centimètre au maximum. Dans d'autres points, la desquammation est furfuracée. La malade prend toujours trois bains d'amidon par semaine. Cette médication la soulage. De plus elle se frotte les mains avec la glycérine, ce qui calme les démangeaisons.

L'albumine existe toujours dans l'urine, mais en faible proportion. L'appétit est revenu. Les digestions se font bien.

26 *juillet*. — Eruption de petits furoncles qui siègent sur le sein droit et sur la paroi thoracique, au nombre de 9 ou 10. Sur le dos, les cuisses et le thorax, on remarque une éruption de papules, larges, dures, peu élevées, rouges, sans zone inflammatoire périphérique et ne causant pas de douleurs à la malade. Les parties qui avaient été le siège des vésicules sont en pleine desquammation. L'épiderme tombe par larges lambeaux, mais au-dessous le derme n'est pas à nu, de nouvelles cellules épithéliales le recouvrent partout, peu d'albumine. (La malade est encore dans les salles, mais l'éruption est à peu près guérie le 31 juillet.)

CONCLUSION

De l'étude à laquelle nous nous sommes livrés, il en est résulté pour nous la conviction que le mal de Bright peut, dans certains cas, déterminer des éruptions chez les individus qui n'ont pas d'herpétisme, ou jouer le rôle de cause occasionnelle chez ceux qui sont sous le coup de cette diathèse. L'éruption, qui se montre aussi bien dans la forme parenchymateuse que dans l'interstitielle, n'apparaît pas dans la période aiguë du mal, mais chez les sujets atteints depuis une époque déjà éloignée. Lorsque les symptômes cutanés sont apparus, on peut dire que leur existence est désormais liée à celle de la maladie rénale. L'une de ces affections ne s'améliore pas lorsque l'autre s'aggrave, et si l'urémie doit venir terminer la scène, l'éruption augmente dans de notables proportions. Sauf les cas où la lésion cutanée provoque de très vives douleurs, le pronostic n'est nullement modifié par sa présence.

TABLE DES MATIÈRES